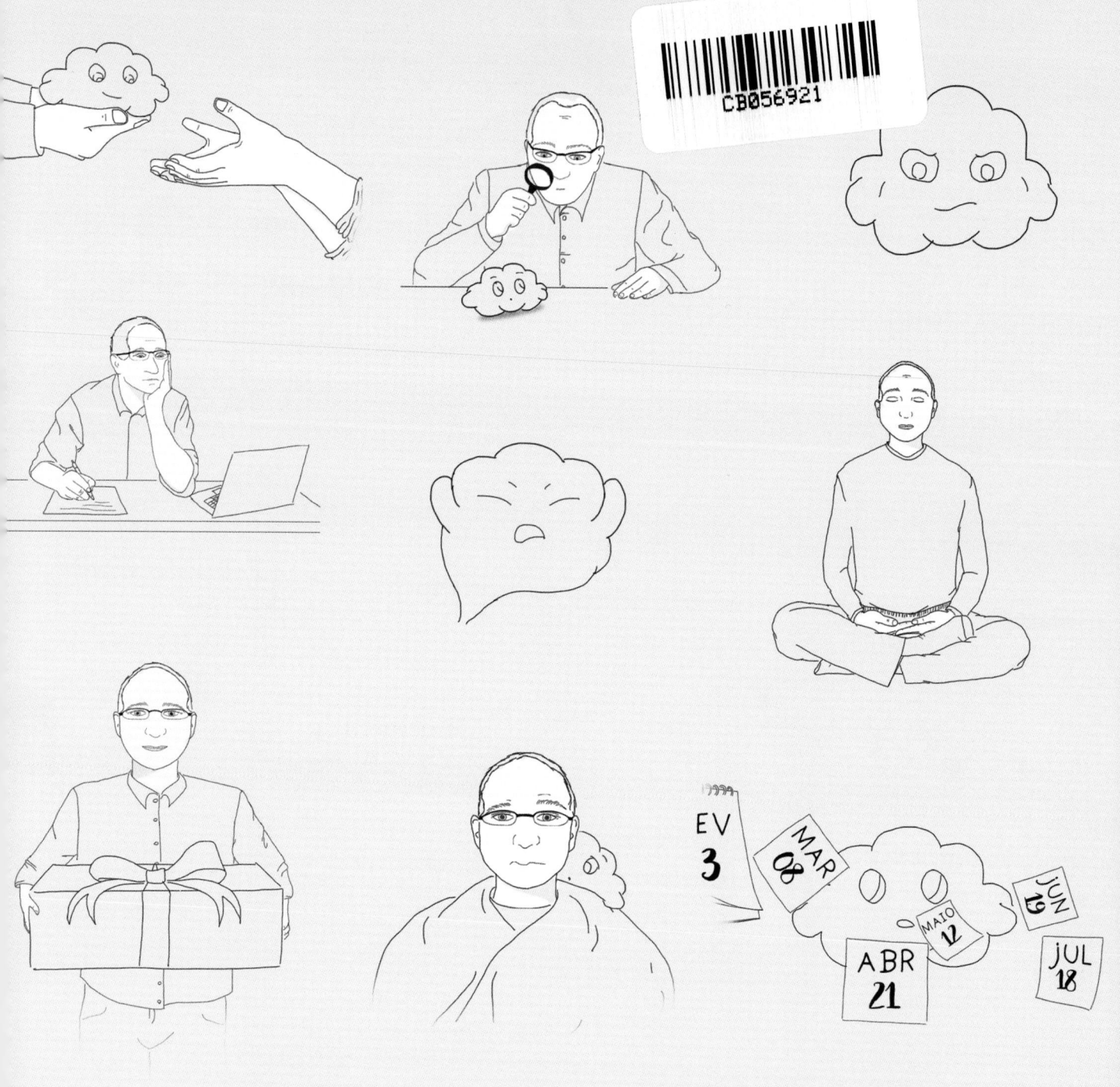

Copyright © 2018 de Daniel Burd
Todos os direitos desta edição reservados à Editora Labrador.

Coordenação editorial
Diana Szylit

Diagramação e capa
Alice Corbett

Ilustrações
Amanda Gabrielle Galdino

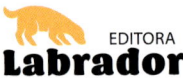

EDITORA LABRADOR
Diretor editorial: Daniel Pinsky
Rua Dr. José Elias, 520 - Alto da Lapa
05083-030 - São Paulo - SP
Telefone: +55 (11) 3641-7446
Site: http://www.editoralabrador.com.br
E-mail: contato@editoralabrador.com.br

A reprodução de qualquer parte desta obra é ilegal e configura uma apropriação indevida dos direitos intelectuais e patrimoniais do autor.

Dados Internacionais de Catalogação na Publicação (CIP)
Andreia de Almeida CRB-8/7889

Burd, Daniel
  Eu e minha depressão : agora, uma convivência pacífica / Daniel Burd ; ilustrações de Amanda Gabrielle Galdino. — São Paulo : Labrador, 2018.
  40 p. : il., color.

ISBN 978-85-93058-65-3

1. Depressão mental – Obras populares 2. Humor (Psicologia) 3. Autodomínio I. Título II. Galdino, Amanda Gabrielle

18-0078　　　　　　　　　　　　　　　　　　CDD 616.895

Índices para catálogo sistemático:
1. Depressão mental – Obras populares

Eu e minha Depressão
(agora, uma convivência pacífica)

Daniel Burd

Ilustrações

Amanda Gabrielle Galdino

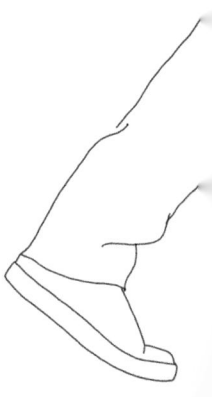

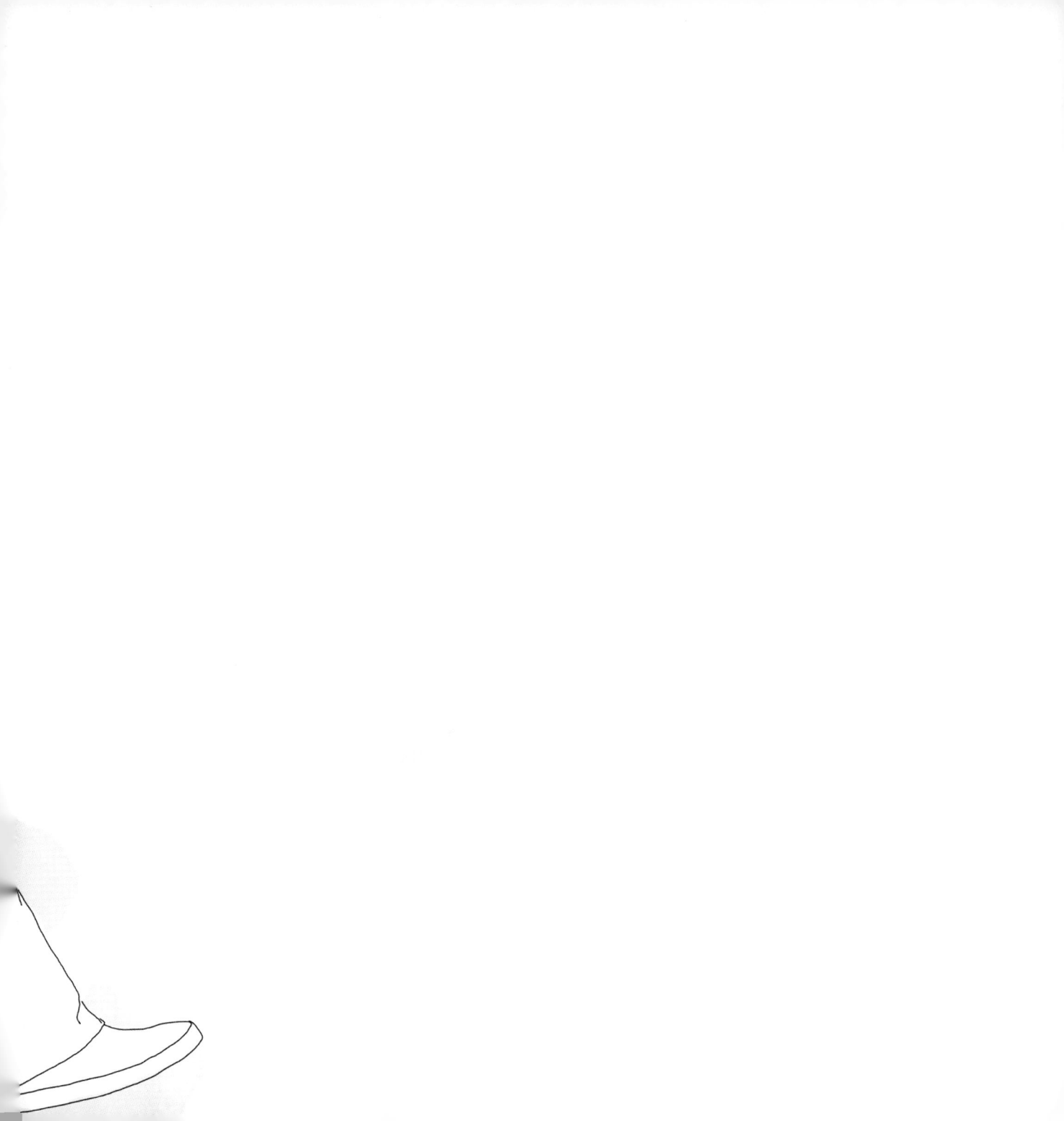

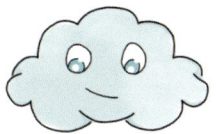

Conteúdo

Minha história

O presente

Tenho depressão?

Como viver (bem) com a depressão:
1. Não delegue
2. Engaje-se
3. Tenha noção do tempo
4. Faça um diário emocional
5. Desenvolva uma estratégia
6. Cuide da terapia
7. Cuide da medicação
8. Medite
9. Pratique atividades físicas

Como se relacionar com um deprimido

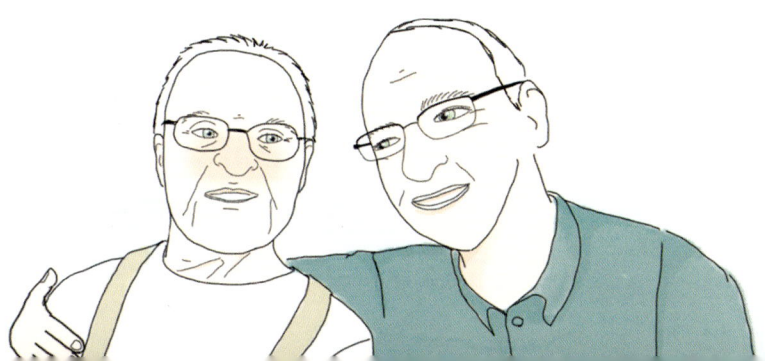

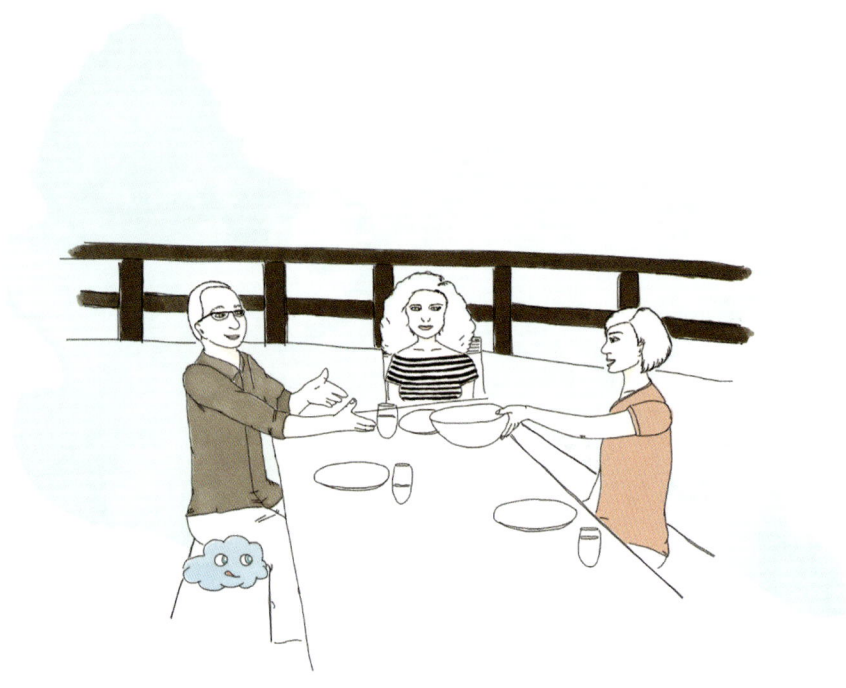

Minha história começa na metade.

Já tenho 51 anos
e na maior parte do tempo
me considero muito feliz.

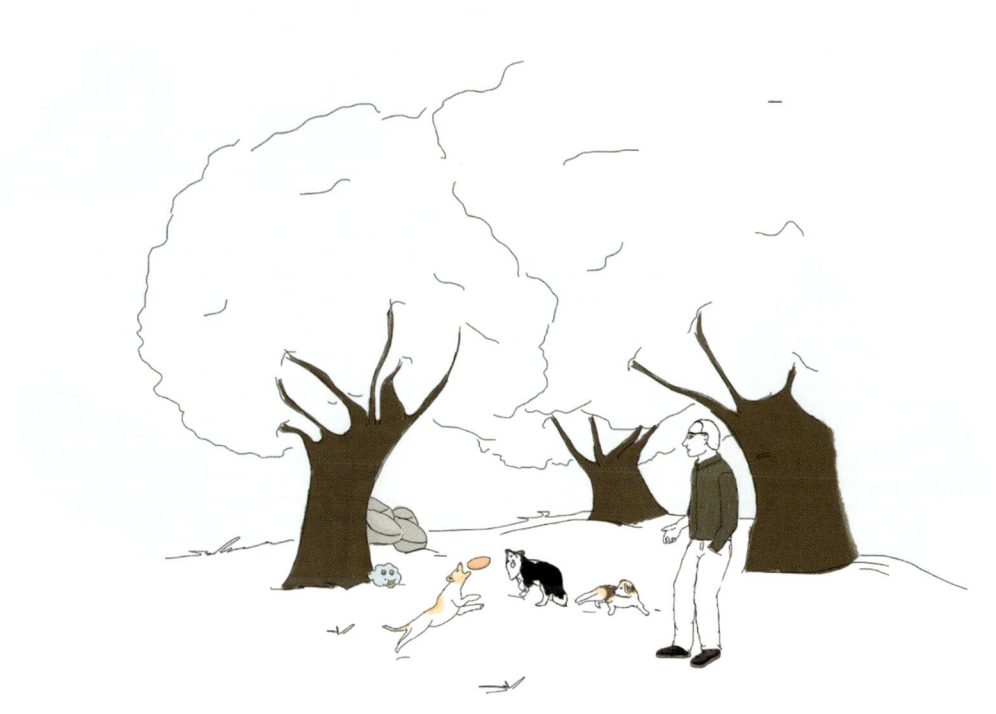

8 | Altos e baixos

É claro que tenho meus
altos e baixos,
mas lido bem com eles.

Durante boa parte de minha vida, fui bastante infeliz.

Quando jovem achava que o mundo, com suas guerras, era o que me fazia infeliz.

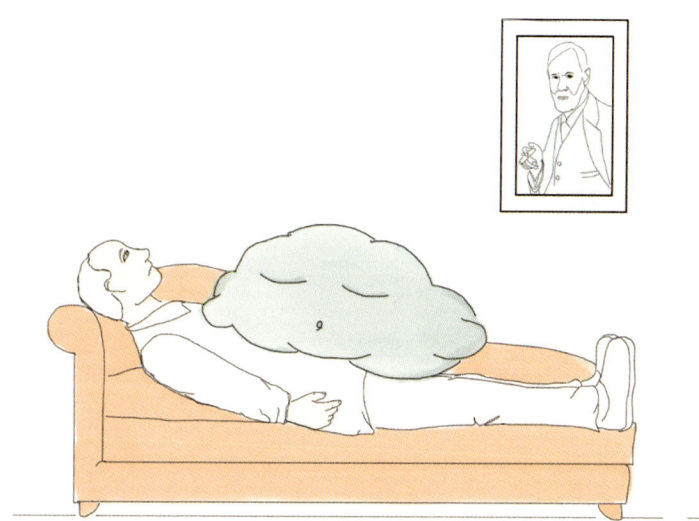

Depois, atribuí a culpa de minha constante ansiedade ao meu trabalho e a tudo o que eu fazia.

Por fim, descobri que o desafio não estava fora, mas dentro de mim.

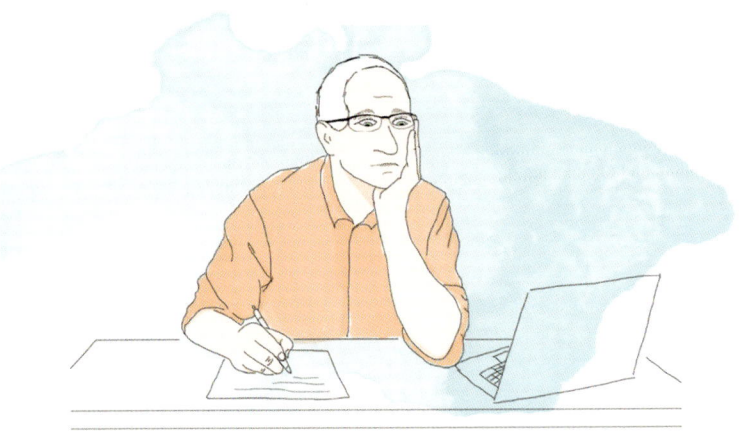

Nesta caminhada, fui colecionando aprendizados,

pérolas que me ajudaram e me ajudam a lidar com a depressão.

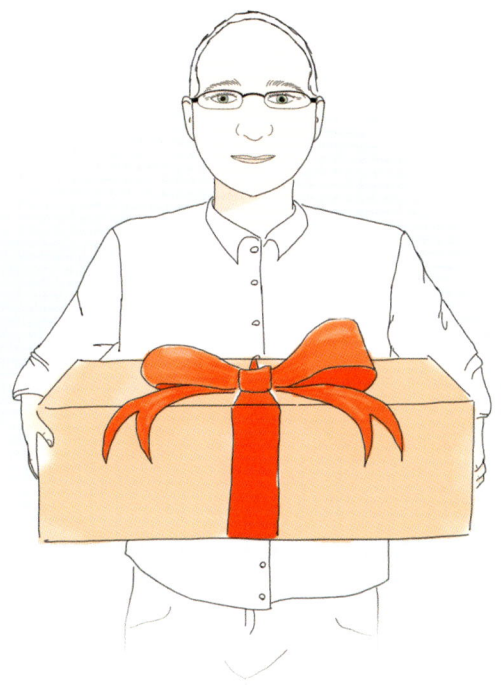

Espero que elas lhe sejam úteis.

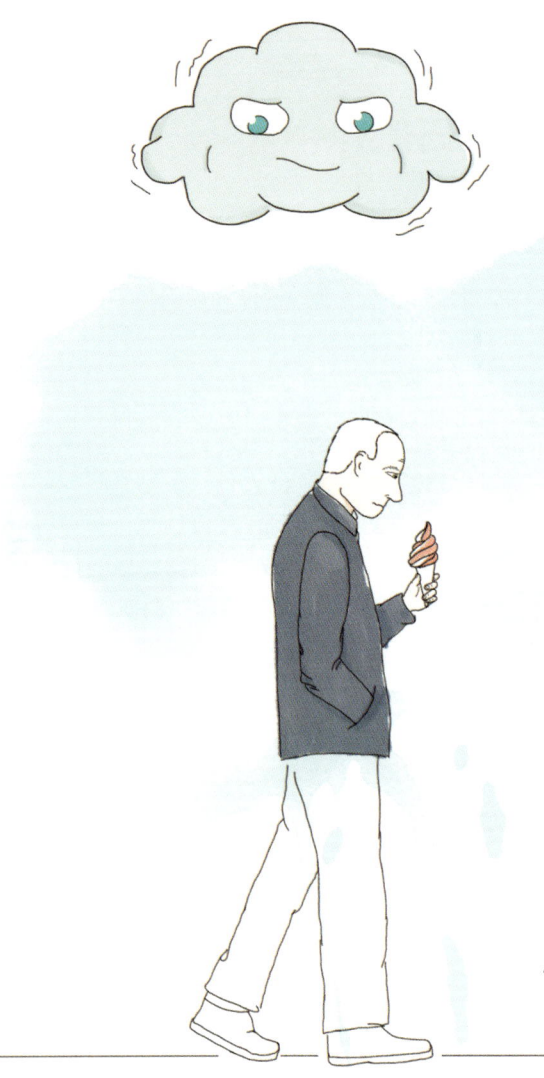

Se de vez em quando você...

se sente *exausto* sem motivo algum;

não vê sentido na vida e em *nada* do que faz;

não sente prazer em absolutamente nada;

já fez todos os exames médicos e não encontrou nada...

Então talvez você tenha depressão
(ou outro transtorno de humor)

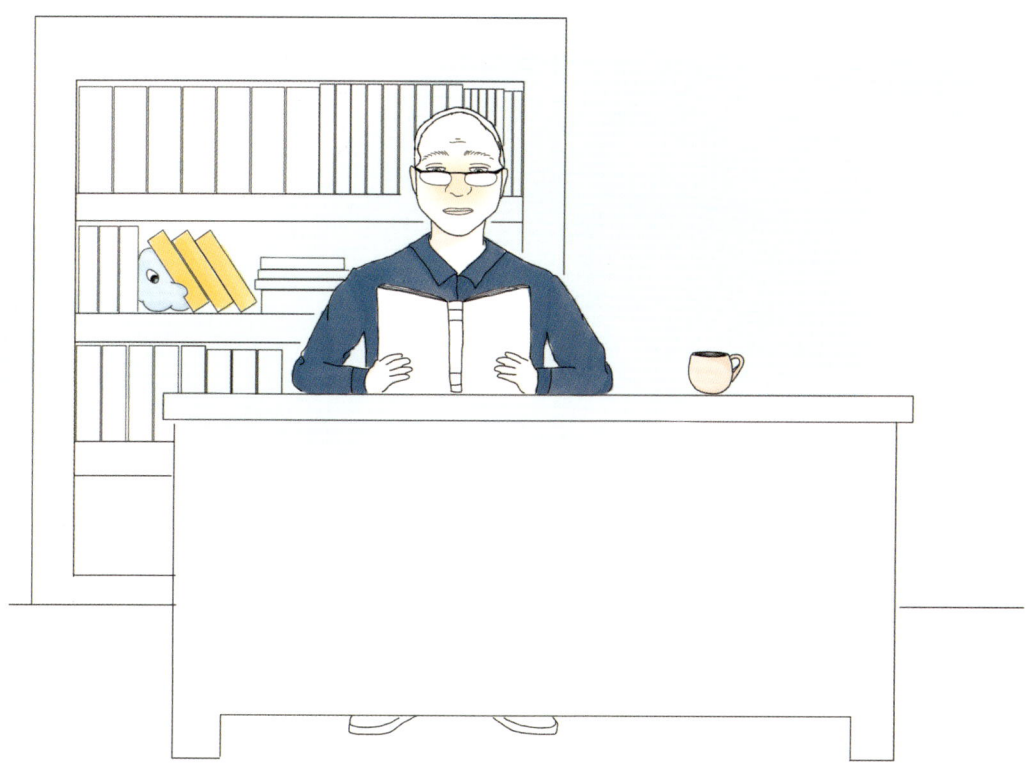

Eu lhe apresento a depressão,
sua nova companheira.

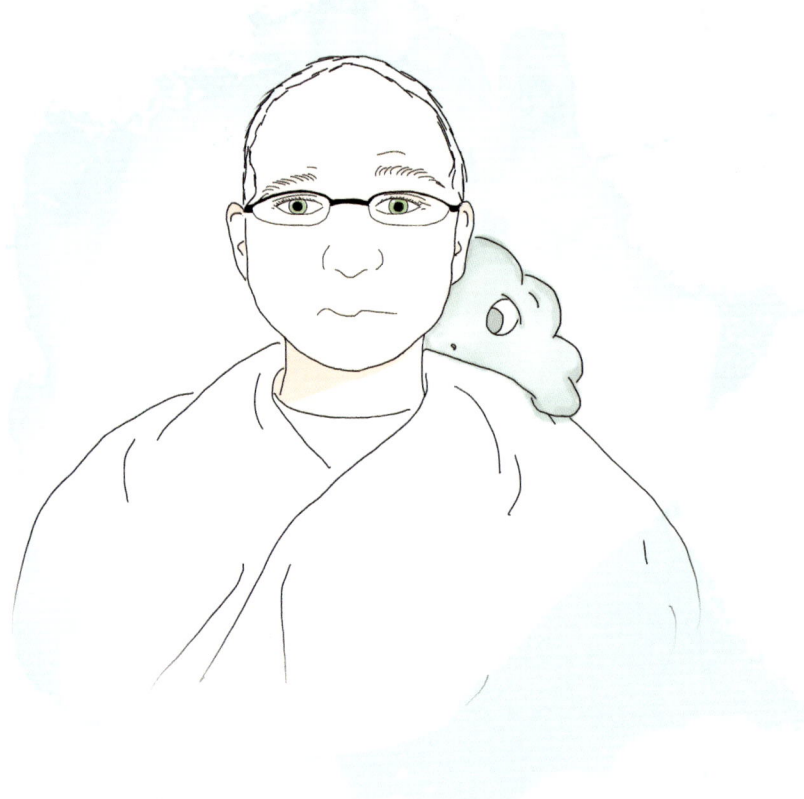

A depressão não é uma gripe.
Infelizmente, você não vai se livrar dela.

É melhor aprender a viver (bem) com ela.

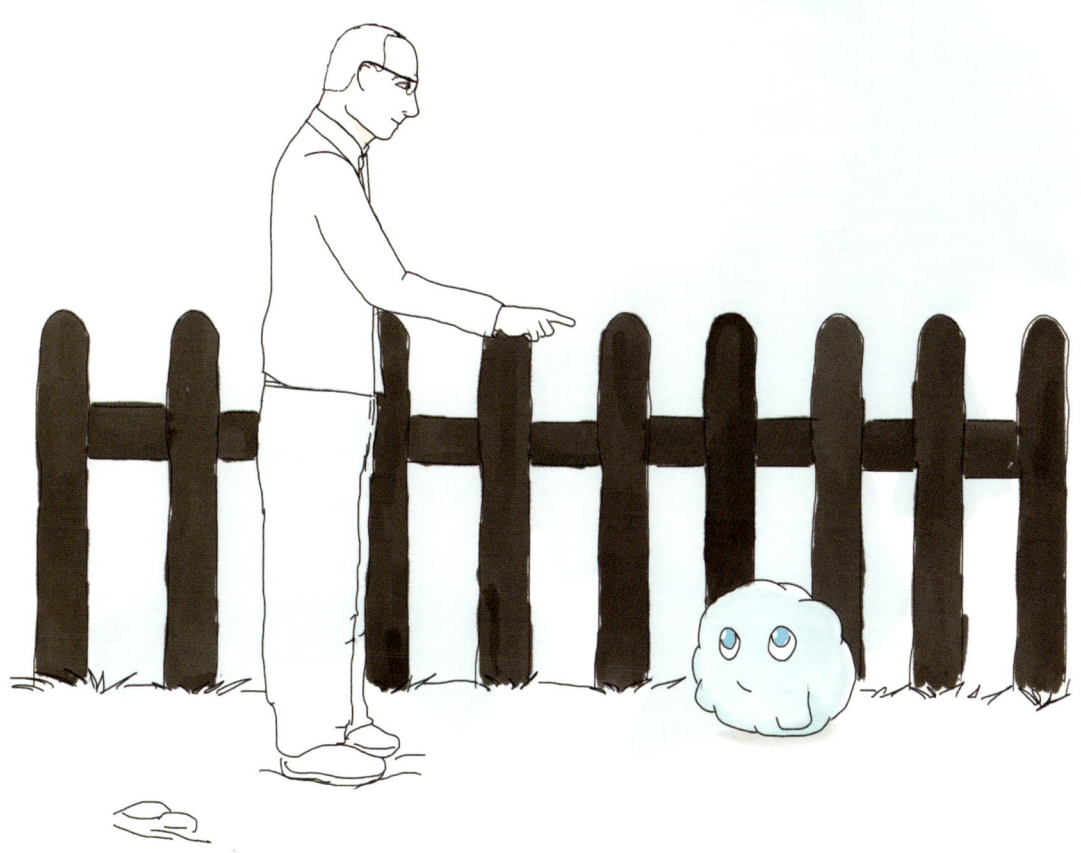

Como viver (bem) com a depressão

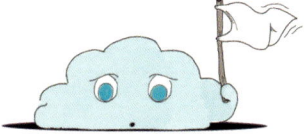

Não dá para delegar o cuidado com a depressão.
O *desafio* é seu.
Não é de seu médico ou de seu terapeuta.

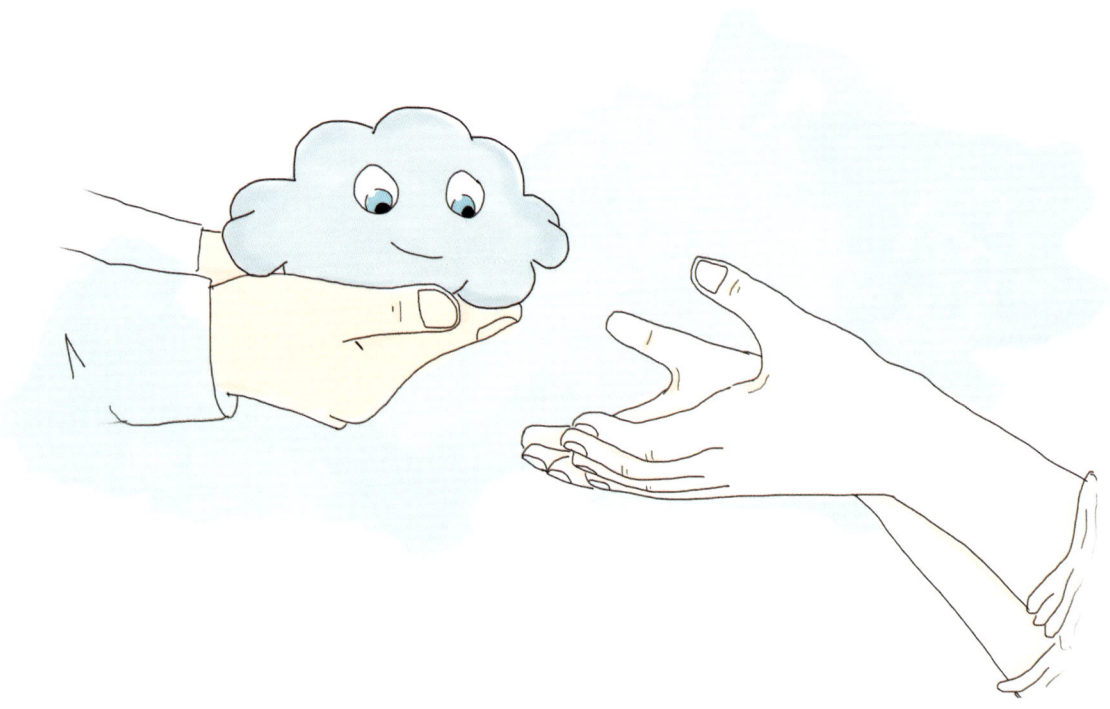

Você terá de arregaçar as mangas e trabalhar duro.
Você é quem vai desenhar a melhor forma de viver com a depressão.

É preciso que você se pergunte:

✓ Como posso viver melhor com ela?

✓ O que posso fazer para não ficar totalmente paralisado quando ela vier?

✓ Este tratamento que estou fazendo está funcionando?

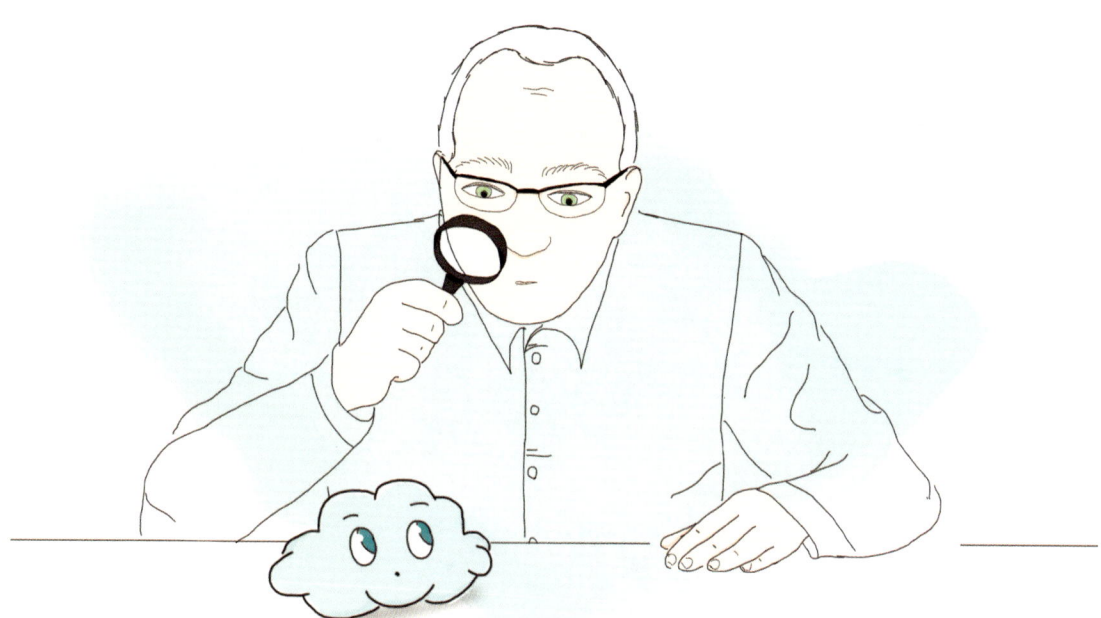

Quando estamos deprimidos, é fácil
perdermos a noção do tempo.

Não sabemos se estamos assim
há algumas semanas ou meses.

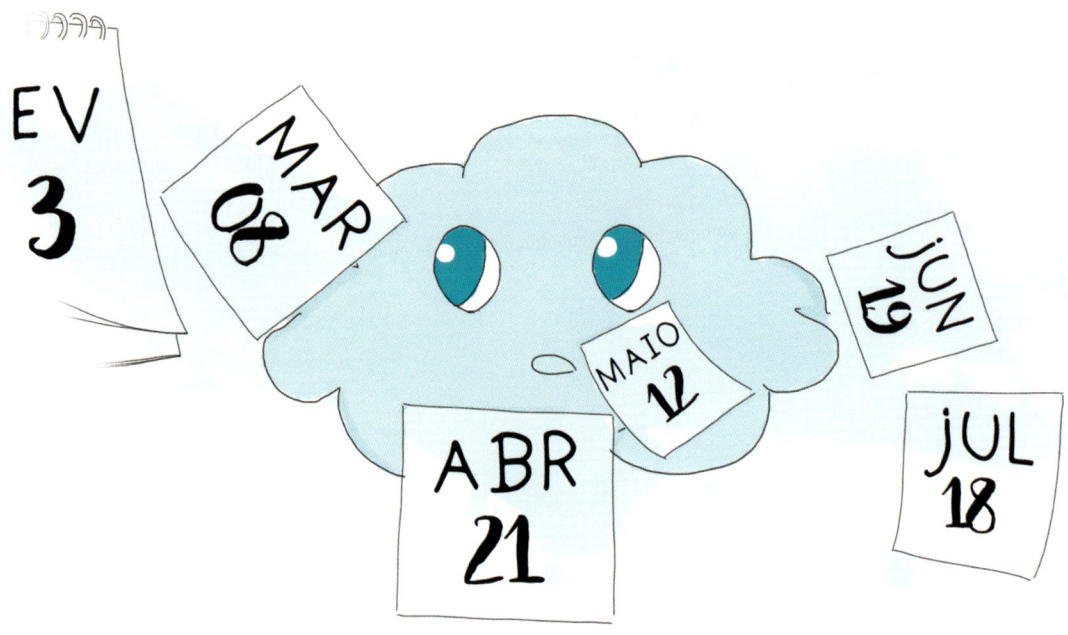

Para não correr o risco de ficar "derrapando" no mesmo lugar por semanas, ou meses, recomendo que você faça um diário emocional.

Em uma ou duas linhas, registre como está se sentindo. E atribua uma cor ao dia.

Eu uso o verde para quando estou ótimo, amarelo para quando estou mais ou menos e preto para quando estou me arrastando.

O diário emocional é uma ferramenta que o ajudará a monitorar seu estado.

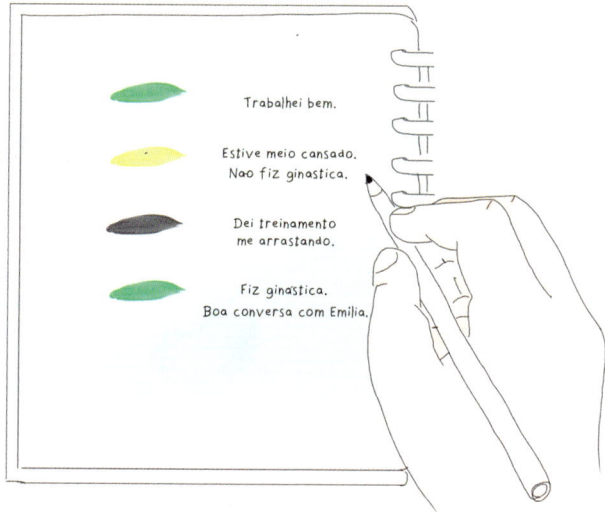

Se estiver para baixo há várias semanas, saberá que os métodos que está usando não estão funcionando e entenderá que é preciso mudar algo ou buscar ajuda.

Apesar de não termos energia para nada e de nosso corpo gritar que quer ficar deitado, posso lhe garantir que ficar na cama não vai fazer você se sentir melhor.

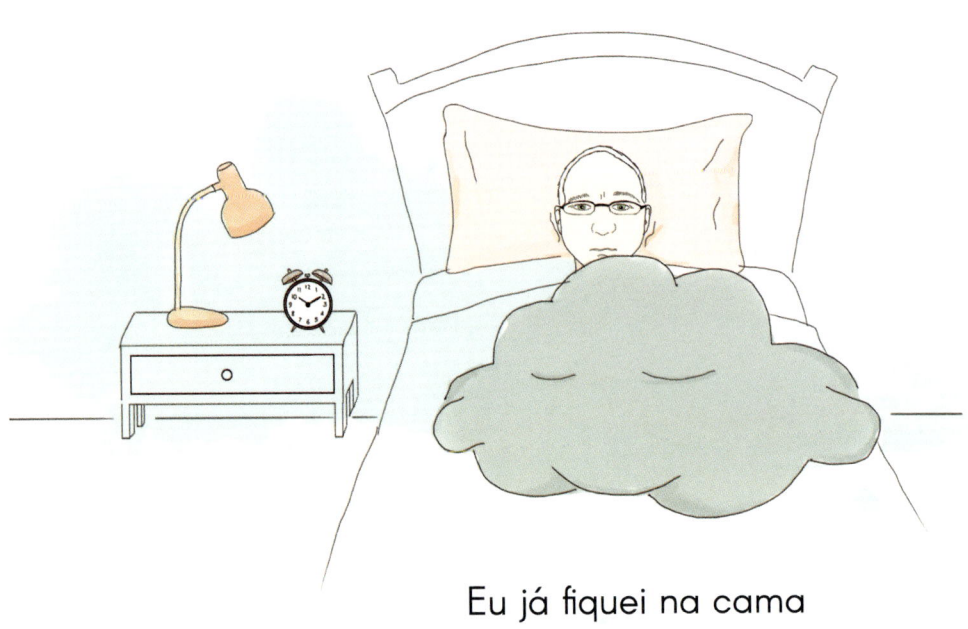

Eu já fiquei na cama horas e horas, e o cansaço simplesmente não vai embora.

Nos dias de baixa, procure intercalar períodos de atividade com períodos de recuperação. Eu gosto de ficar uma hora em atividade e uma hora em recuperação.

É importante que você desenvolva a sua própria estratégia de recuperação.

No meu caso, assistir a um bom filme ou ler um livro são ótimos recursos.

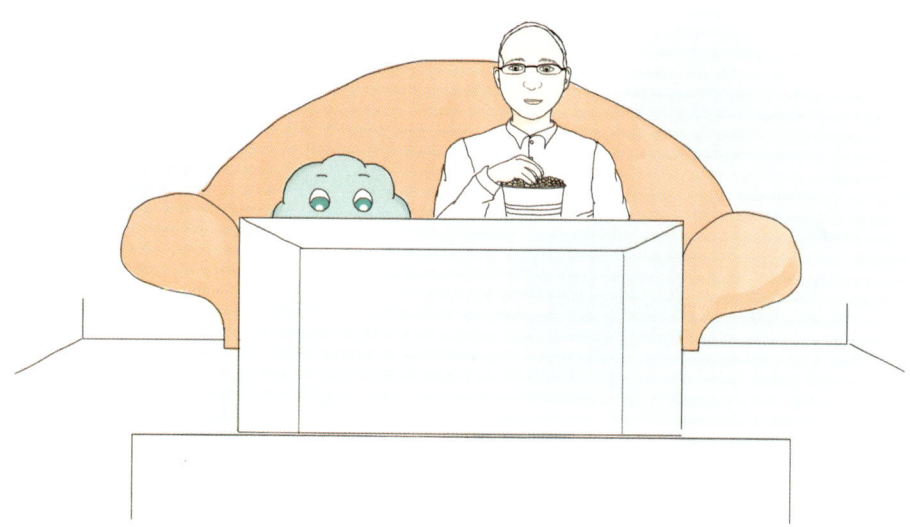

No período de atividade procure fazer
tarefas que não exijam muita energia.

Saiba que você está mais lento do que o usual e
que o trabalho não sairá com a qualidade de sempre.

O importante é ir avançando, mesmo que
não veja sentido algum ou que não sinta
nenhum prazer naquilo que está fazendo.

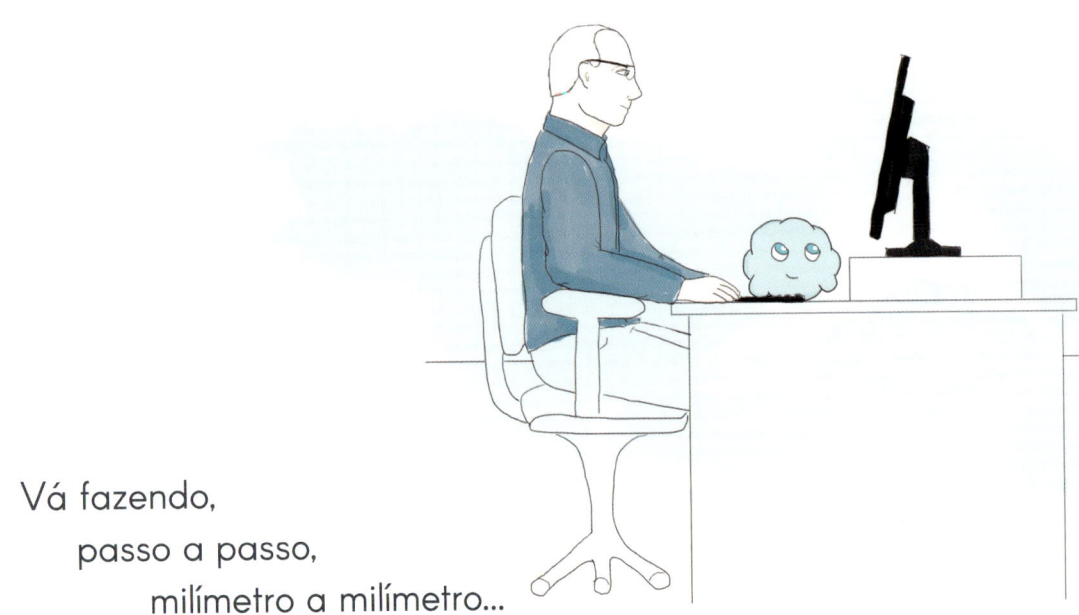

Vá fazendo,
    passo a passo,
        milímetro a milímetro...

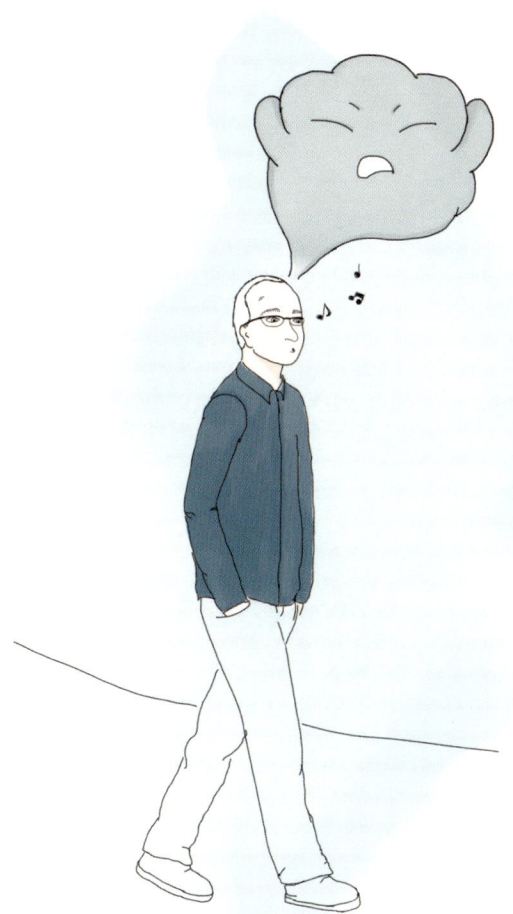

Nossa mente, nos períodos de baixa, não colabora.

Em geral, patinamos nos mesmos pensamentos horas a fio.

Parece que checamos, o tempo todo, se estamos em baixa, e a todo instante constatamos que sim, estamos em baixa.

Esse processo mental de repetição é extremamente doloroso.

É como se houvesse um bicho ranzinza comandando nossos pensamentos.

Procure não desenvolver os pensamentos ruins.

Se possível, distraia-se com um filme ou um livro.

Decore algumas músicas e, quando sua mente estiver *down*, cantarole.

Não espere que o terapeuta o cure. Você é quem vai curar a si mesmo.

Engaje-se de corpo e alma no processo terapêutico; entenda como funciona o tipo de terapia escolhida.

É muito difícil estabelecer um prazo para que a terapia tenha efeito. Mas sugiro que, em conjunto com seu terapeuta, seja definida uma data limite, que pode ser dali a vários meses (e monitore sua evolução com o diário emocional).

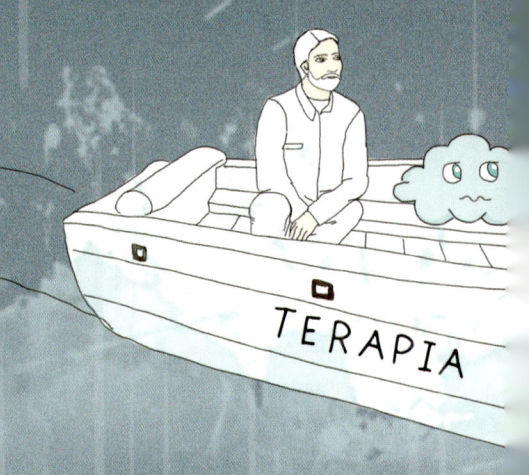

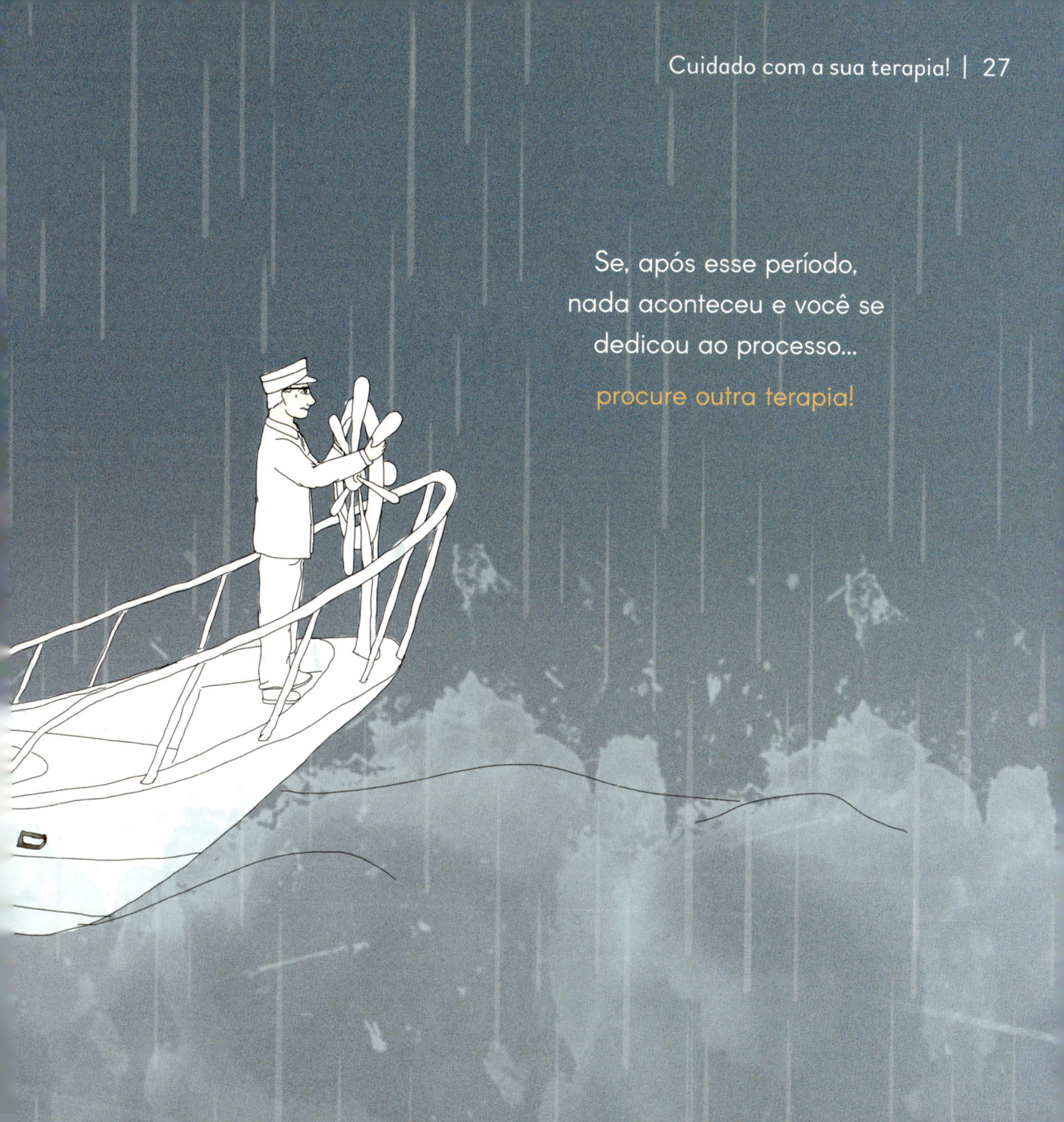

Se, após esse período, nada aconteceu e você se dedicou ao processo...

procure outra terapia!

Sou contra remédios.

Sabemos dos efeitos colaterais e da dependência
que alguns deles provocam.

Sugiro que um psiquiatra seja consultado quando você estiver em baixa por várias semanas e já tiver tentado de tudo, sem sucesso.

Por isso, é importante o diário emocional.

Às vezes, estamos em baixa há meses, mas
perdemos a noção do tempo.

Uma vez escolhido o psiquiatra, terá início a dura peregrinação para se encontrar o seu remédio.

É um processo de tentativa e erro.

Possivelmente, você experimentará remédios
que lhe trarão fortes efeitos colaterais.

Muitas vezes, esses efeitos diminuem e até somem com
o tempo; outras vezes, será necessário experimentar dois
ou mais medicamentos até encontrar um que o ajude.

Anote em seu diário emocional quando você iniciou uma medicação e como vem se sentindo.

É importante reavaliar de tempos em tempos a necessidade de continuar com a medicação.

O acompanhamento com o psiquiatra é importantíssimo.

Agende o seu retorno logo após cada consulta.

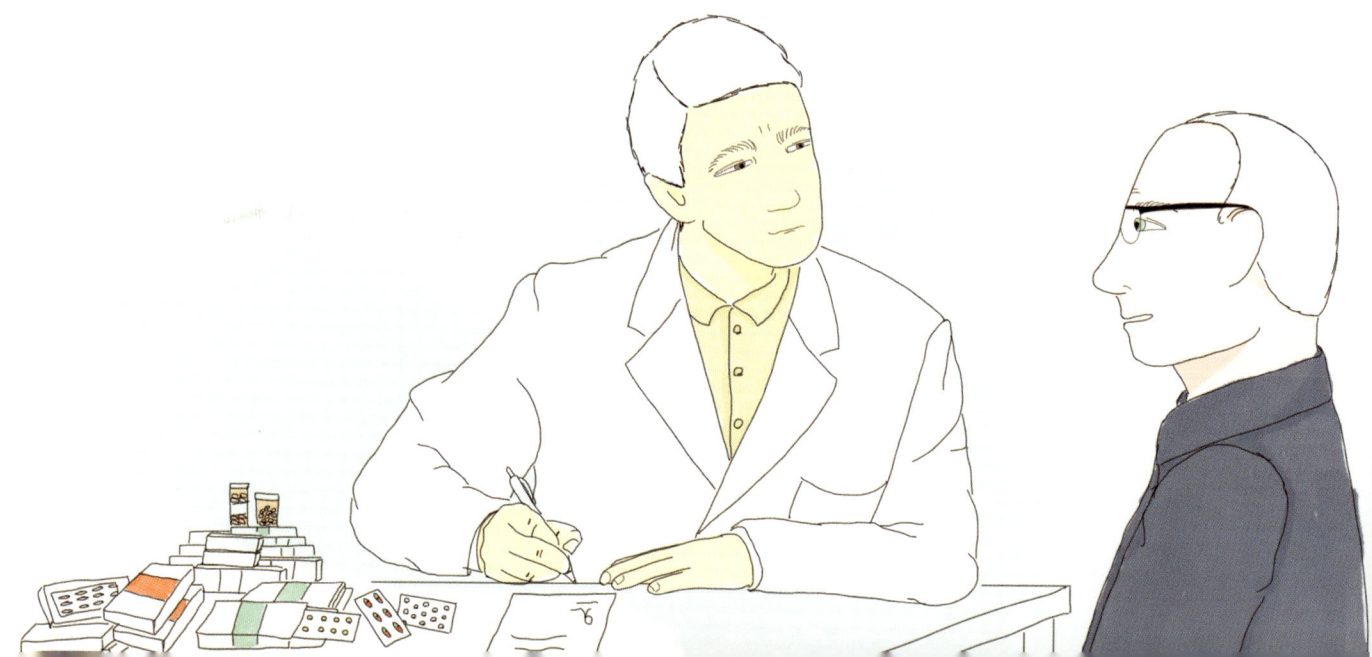

De tudo o que eu faço para ter paz e saúde, a meditação é o que tem mais efeito.

Ela me dá perspectiva.

Permite que eu dê uma dimensão adequada aos momentos de baixa, não deixando que eles me paralisem.

A meditação é uma ginástica para a mente, é um treinamento para o foco.

Não é algo religioso. Ela é amplamente embasada na ciência.

Meditar é ao mesmo tempo muito simples e extremamente difícil.

Sugiro que você procure um instrutor ou um amigo para desenvolver sua prática.

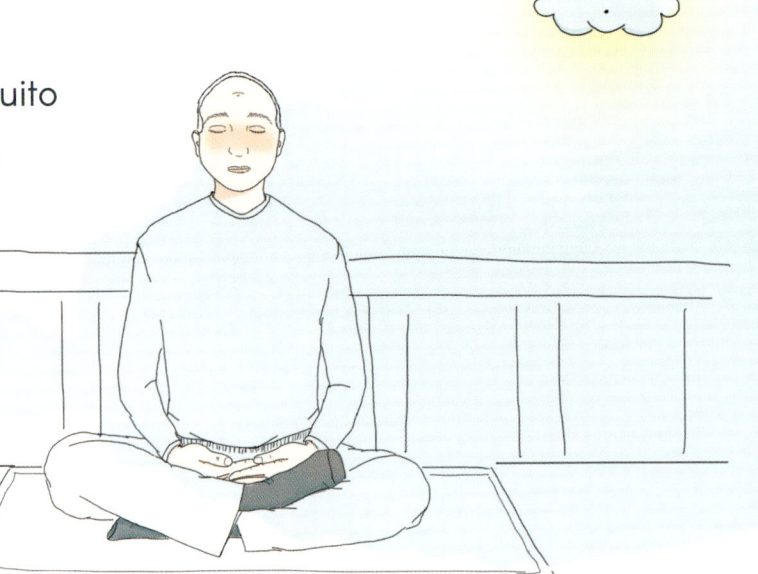

Para meditar | 31

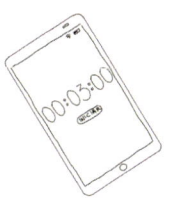

1. Coloque uma contagem regressiva de 3 minutos no celular.

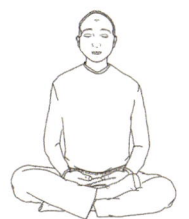

2. Sente-se confortavelmente, com a coluna ereta e os olhos fechados.

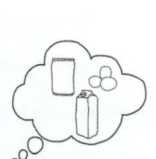

3. Direcione a atenção para sua respiração. Ao inspirar, diga mentalmente "inspirando" e, ao expirar, diga "expirando".

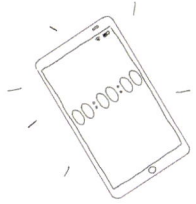

4. Quando se distrair e começar a pensar na lista do supermercado, não fique bravo. Gentilmente, redirecione o seu foco para a respiração. Distrair-se não é um erro, faz parte do processo.

5. Ao soar o fim da contagem regressiva, abra os olhos. Pronto, você meditou.

6. É importante que você medite diariamente (incluindo finais de semana). Quando tiver vontade, aumente o tempo, minuto a minuto. Quem sabe em alguns meses você consiga atingir 15 minutos diários?!

A evolução na ginástica não é uma linha reta.

Em um dia, consigo correr com tranquilidade 20 minutos; no outro, mal consigo andar por 10 minutos.

Para quem tem depressão ou variações de humor, é um grande desafio manter a regularidade em qualquer atividade.

Parece falta de vontade, mas não é.

Procure encontrar o seu estilo de se exercitar.

Eu adoro fazer esteira assistindo a um filme.

Vá com calma para não se machucar. Não exagere.

Nos dias de baixa, não deixe de se exercitar. Faça uma fração do que geralmente consegue, mas faça algo.

Caminhe lentamente e se dê por satisfeito.

Atividade física | 33

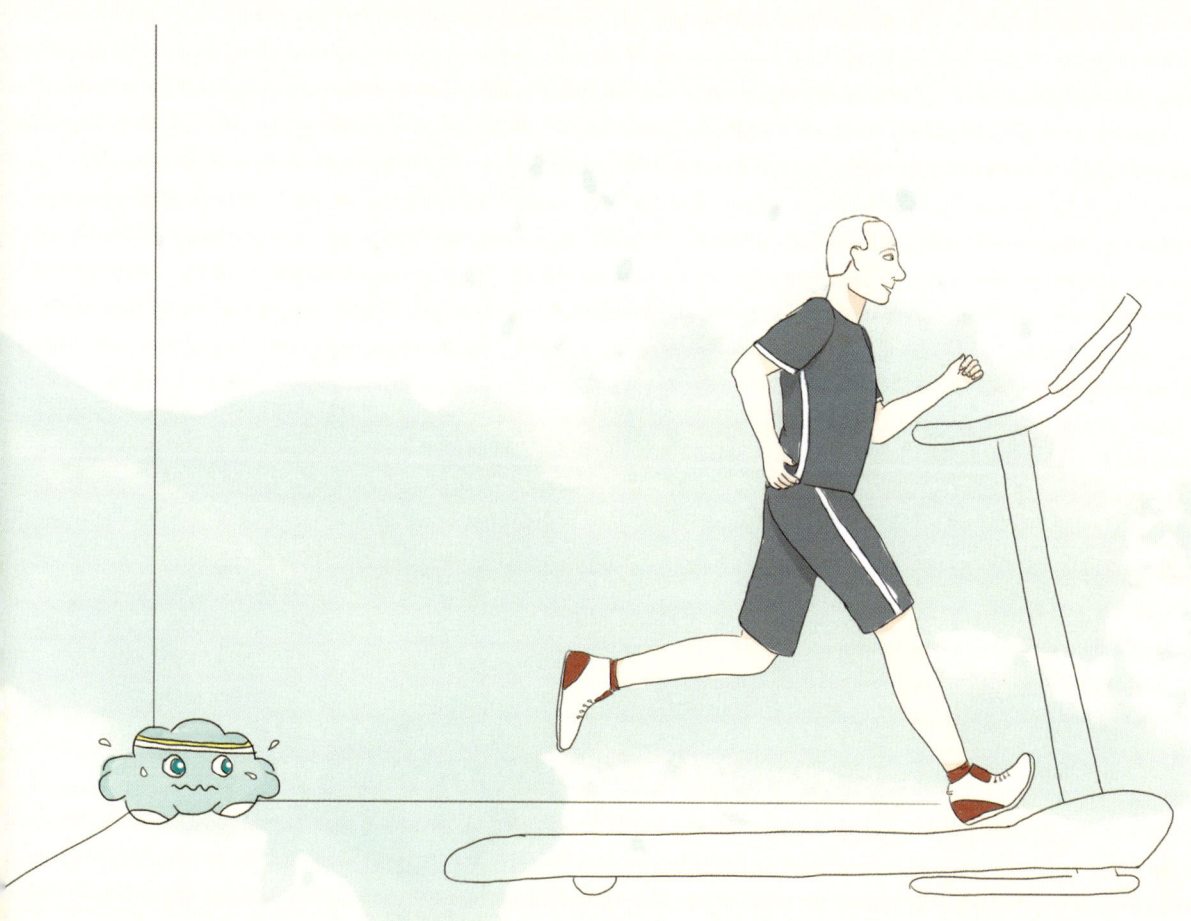

É sabido que o exercício
aeróbico é muito bom
para o cérebro.

Relacionar-se com um deprimido exige sensibilidade

Não fique perguntando, a todo instante: "Você está bem?"

Evite frases como: "Você parece cansado".

A melhor abordagem é algo do tipo: "Percebo que você não está bem, me fale se eu puder fazer algo".

Se notar que a duração da baixa é longa ou que há algum risco de o deprimido se machucar, busque ajuda.

Mantenha contato com um psiquiatra que possa orientá-lo, o que não deve ser segredo. Inclusive, o profissional pode ser o mesmo que trata do deprimido.

Com minha filha, que também tem depressão, eu pedi permissão para fazer seu diário emocional.

Diariamente, eu lhe pergunto via WhatsApp: "Qual foi a cor de ontem?". E vou preenchendo uma planilha.

Na medida do possível, procure auxiliar o deprimido a buscar uma terapia e a fazer ginástica e meditação.

Sempre com a permissão dele.

Nunca tente impor nenhum tratamento. Isso não dá certo.

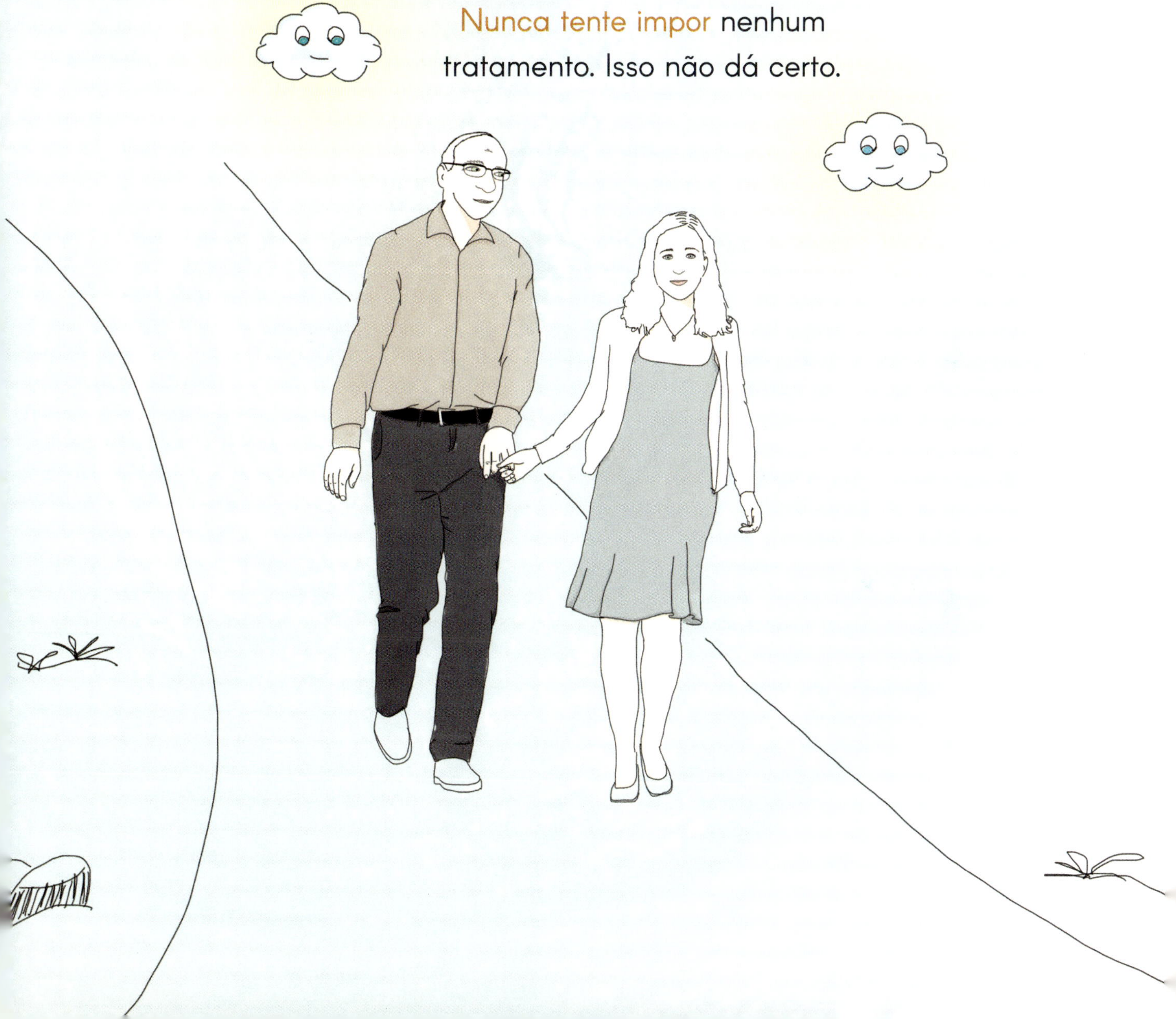

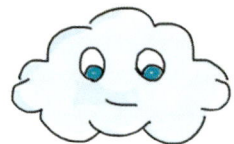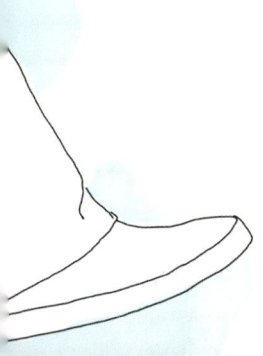

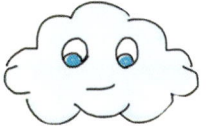

Daniel Burd

Gosto muito de ouvir, mais do que de falar. Presto atenção nas pessoas e nas coisas. Me dedico a aprender a estar no presente. Adoro compartilhar conhecimentos que auxiliem as pessoas a serem mais felizes e produtivas.

Amanda Gabrielle Galdino

Tenho depressão e encontrei na ilustração uma forma de canalizar e amenizar os pensamentos desagradáveis. Acredito que tudo na vida serve de aprendizagem, e eu gosto de aprender.

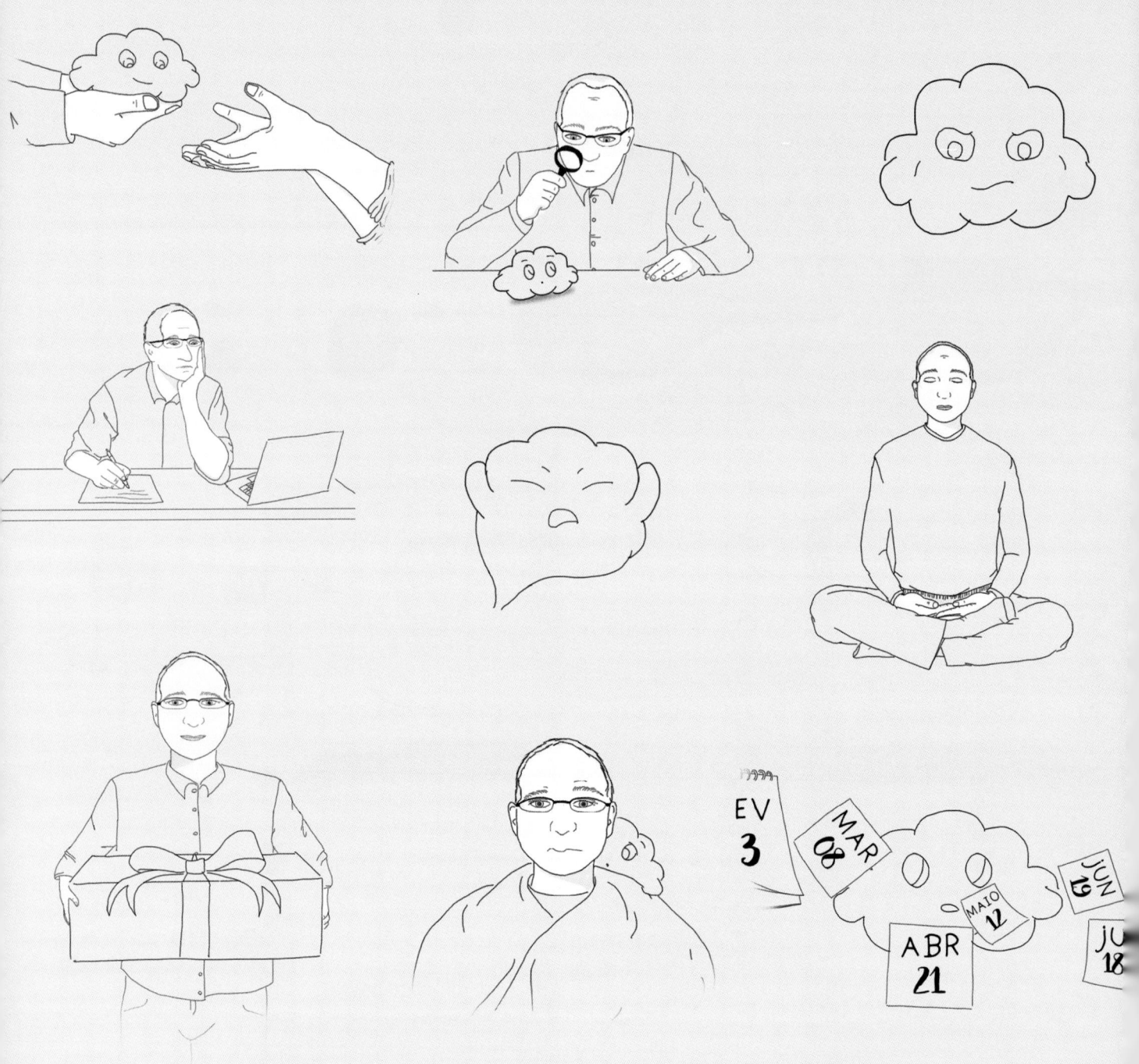